AF153927

BEI GRIN MACHT SICH IHR WISSEN BEZAHLT

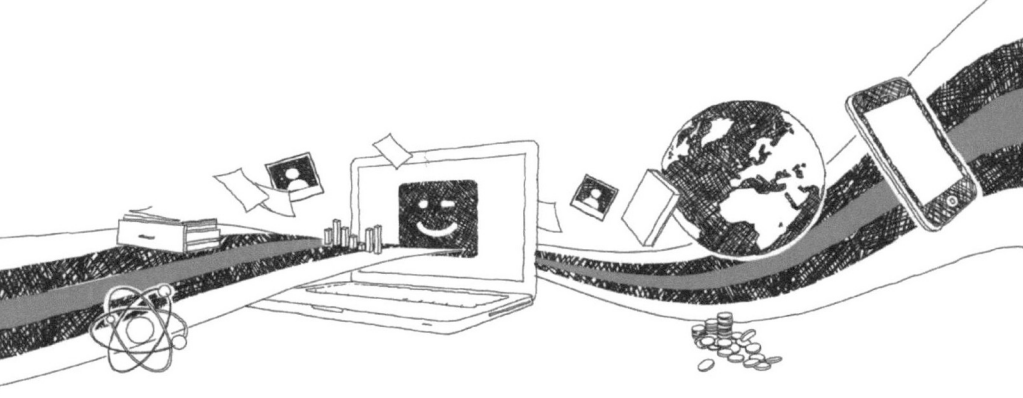

- Wir veröffentlichen Ihre Hausarbeit, Bachelor- und Masterarbeit

- Ihr eigenes eBook und Buch - weltweit in allen wichtigen Shops

- Verdienen Sie an jedem Verkauf

Jetzt bei www.GRIN.com hochladen und kostenlos publizieren

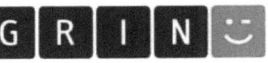

Interpersonale Kommunikation bei Menschen mit Demenz

GRIN

Bibliografische Information der Deutschen Nationalbibliothek:

Die Deutsche Nationalbibliothek verzeichnet diese Publikation in der Deutschen Nationalbibliografie; detaillierte bibliografische Daten sind im Internet über http://dnb.d-nb.de abrufbar.

ISBN: 9783346342553
Dieses Buch ist auch als E-Book erhältlich.

Druck und Bindung: Books on Demand GmbH, Norderstedt Germany
Gedruckt auf säurefreiem Papier aus verantwortungsvollen Quellen

Das vorliegende Werk wurde sorgfältig erarbeitet. Dennoch übernehmen Autoren und Verlag für die Richtigkeit von Angaben, Hinweisen, Links und Ratschlägen sowie eventuelle Druckfehler keine Haftung.

Das Buch bei GRIN: https://www.grin.com/document/989655

Studiengang: Bachelor Gerontologie

5. Semester

Seminar: Interpersonale Wahrnehmung

Wintersemester 2015/2016

Hausarbeit:

Interpersonale Kommunikation bei Menschen mit Demenz

Datum der Abgabe: 14.03.2016

Inhaltsverzeichnis:

1. Einleitung

Die Menschen verbindet der elementare, starke und allumfassender Wunsch, sich anderen mitzuteilen (Hargie 2013, S. 15). Darunter fällt auch, dass wir das Bedürfnis empfinden soziale Beziehungen zu knüpfen, zu entwickeln und aufrechtzuerhalten. Unser Verhalten verändert sich bei Gegenwart einer anderen Person. Die Forschung zeigt, dass die Beteiligung an förderlicher interpersonaler Kommunikation sich nachweislich positiv auf unsere Stimmung auswirkt. Umgekehrt gilt, dass das Ergebnis oft Einsamkeit, Traurigkeit und Depression ist. Individuen müssen also miteinander kommunizieren. Wir Menschen brauchen die Interaktion und Begegnung mit anderen um uns wohlfühlen und entwickeln zu können (Sachweh 2008, S. 11). Kommunikation hat somit auch eine zentrale Bedeutung in der Versorgung und Betreuung von Menschen mit Demenz. Herbei spielt zusätzlich das Verlorengehen der Sprache eine wichtige Rolle.

Die Versorgung der hohen und stetig steigenden Anzahl von demenzkranken älteren Menschen stellt eines der größten sozial- und gesundheitspolitischen Problemen dar (Bickel 2012, S. 18-19). Weltweit wird die Anzahl an Menschen mit einer Demenz auf 35,6 Millionen geschätzt, wobei man zusätzlich von einem rasanten Anstieg für die kommenden Jahre ausgeht. In Deutschland sind es schätzungsweise über 1,4 Millionen Menschen und es gibt jährlich etwa 200.000 Neuerkrankungen (Döbele & Schmidt 2014, S. 2). In den westlichen Ländern wird eine Gesamtprävalenz (der Krankenbestand zu einem bestimmten Zeitpunkt) für die über 65-jährigen zwischen 5 und 9% berichtet (Jahn & Werheid 2015, S. 13). Allerdings sind einige Abweichungen in der Forschung zu finden. Werden auch leichtere Demenzstadien miteinbezogen, beläuft sich die Prävalenzrate der über 65-jährigen auf bis zu 10%. Allgemein sind die Frauen öfter betroffen als die Männer. Somit wird die Demenz auch als Volkskrankheit von hoher sozialmedizinischer Bedeutung gesehen.

Die Begleitung von Menschen mit Demenz wird als große Herausforderung empfunden, da die Pflege und Betreuung grundlegende Kenntnisse sowie Erfahrung erfordert und mit fortschreitendem Verlauf der Krankheit auch zunehmend mit emotionalen Belastungen einhergeht. Häufig scheitert eine erfolgreiche Kommunikation daran, dass man die zu versinken scheinende Persönlichkeit eines Menschen mit Demenz nur sehr schwer erreichen kann (Powell 2002, S. 10). Viele Menschen, Angehörige und Mitarbeiter von Diensten und Einrichtungen der Altenhilfe, wissen nicht richtig hiermit umzugehen und resignieren, obwohl es zahlreiche Wege gibt, die „Tür" zur Persönlichkeit einer an Demenz erkrankten Person zu „öffnen" und mit dieser in Interaktion zu treten. Die Teilnahme am Alltag, Zugehörigkeit und guter Kontakt tragen zur Lebensqualität bei und somit steigert eine gelungene Kommunikation auch das Wohlbefinden, wobei die Art und Weise der Kommunikation entscheidend ist (Steinmetz 2016, S. 58-59).

Im folgenden werde ich vorerst die Begriffe „Kommunikation" und „Demenz" definieren, um dann genauer auf die interpersonale Kommunikation am Beispiel nonverbaler Kommunikation einzugehen. In einem zweiten Schritt werde ich beschreiben, wie Kommunikation speziell bei Demenz aussieht, welche Gründe es für eine gestörte Kommunikation gibt, welche Schwerpunkte hierbei zu beachten sind, sowie Wege zu einer gelungenen Kommunikation mit Menschen mit Demenz erläutern. Dabei möchte ich hervorheben, wie wichtig und gleichzeitig schwierig eine gelungene Kommunikation besonders bei Menschen mit Demenz ist sowie dass es trotzdem zahlreiche Möglichkeiten gibt mit demenzerkrankten Menschen zu kommunizieren, auf ihre Bedürfnisse eingehen zu können und ihr Wohlbefinden zu steigern.

2. Begrifflichkeiten

Um das Thema der Kommunikation bei Demenz vertiefen zu können, müssen vorerst einige Begrifflichkeiten geklärt werden. Was bedeutet überhaupt Kommunikation und welche Grundzüge kennzeichnen eine Demenz?

„Der Begriff Kommunikation stammt vom Italienischen >>communicare<<: teilen, mitteilen, teilnehmen, und bedeutet ein gemeinschaftliches Handeln, bei dem Ideen, Gedanken, Wissen, Erlebnisse und Erkenntnisse ausgetauscht werden." (Döbele & Schmidt 2014, S. 26). Ein weiteres bekanntes Zitat, welches oft im Zusammenhang mit einer Definition von Kommunikation steht ist folgendes: „Man kann nicht nicht kommunizieren" (Watzlawick in: Döbele & Schmidt 2014, S. 26). Dies meint, dass Menschen auch ohne in Worten zu sprechen, auch immer durch andere Verhaltensweisen bestimmte Signale senden und sich so miteinander austauschen. Die gängigsten Ausdrucksweisen sind Gestik und Mimik, vor allem bei Menschen die in ihrer Kommunikationsfähigkeit beeinträchtigt sind. Hintergrund der Kommunikation ist also auch immer sozialer Natur und verbirgt gewisse Strategien (Frindte 2001, S. 9, 11-12, 17). Kommunikation beinhaltet also in Beziehung zu treten mit anderen Individuen, Verbindungen zu schaffen sowie sich untereinander und miteinander zu verständigen. Im Fokus der Kommunikation steht das wechselseitige in Beziehung treten mit Hilfe verbaler und/oder nonverbaler Signale. Kommunikation ist ein sozialer Prozess, bei dem beide Individuen sich gegenseitig anregen, Vorstellungen und Bilder über die Wirklichkeit zu produzieren. Die zwei wesentlichen Merkmale um Kommunikation zu definieren sind also einerseits der soziale Prozess zwischen zwei Individuen und andererseits die Wirklichkeitskonstruktion jedes Einzelnen.

Bei einer Demenz erlebt der Betroffene zwei parallel verlaufende Arten von Veränderung (Kitwood 2013, S. 49). Einerseits das fortschreitende Versagen geistiger Kräfte, wie das Gedächtnis, das Denken und Handeln sowie der Abbau der Struktur des Gehirns. Andererseits verändert sich das sozialpsychologische Umfeld im Zusammenhang von Beziehungen und Interaktion mit anderen Menschen. Im Großen und Ganzen hat man sich in der Forschung vor allem mit der neurologischen Veränderung bei Demenz befasst. Viele Menschen verbinden den Begriff der Demenz mit dem der Alzheimer-Demenz, welche nur eine von vielen Formen der Demenz darstellt, jedoch mit 50-80% auch die häufigste ist (Bickel 2012, S. 21). Allerdings umfasst der Begriff Demenz um einiges mehr und ist ein wissenschaftlicher Terminus für eine weitgefasste pathologische Kategorie (Kitwood 2013, S. 52). So versteht man unter Demenz keine Krankheit, sondern vielmehr ein „ Syndrom aus einer erworbenen Störung von Gedächtnisfunktionen sowie weiteren kognitiven Einbußen und Verhaltensdefiziten. Die kognitiven Beeinträchtigungen, die je nach zugrunde liegender Ursache progredient, gleichbleibend oder reversibel sein können, dürfen nicht nur im Rahmen einer Delirs auftreten und müssen so stark ausgeprägt sein, dass sie sich in einer reduzierten Alltagskompetenz niederschlagen." (Jahn & Werheid 2015, S. 9). Zur Klassifikation einer Demenz benutzt man die internationaen Klassifikationsysteme DSM-IV (Diagnostic and Statistical Manual of Mental Disorders, 4. Ausgabe) oder ICD-10 (Internationale Klassifikation der Krankheiten 10). Wobei in beiden Systemen zunächst eine Störung des Gedächtnisses anfallen muss sowie mindestens eine weitere kognitive Beeinträchtigung hinsichtlich Denken, Orientierung, Auffassung, Rechnen, Lernfähigkeit, Sprache und Urteilsvermögen mit der Folge einer reduzierten Alltagskompetenz (Jahn & Werheid 2015, S. 3). Die kognitiven Beeinträchtigungen müssen mindestens über einen Zeitraum von sechs Monaten bestehen (Schaub & Freyberger 2012, S. 87). Weitere Formen der Demenz sind beispielsweise die Lewy-Body-Krankheit, vaskuläre Demenzen oder toxische Demenzen. Während meiner Arbeit, werde ich mich insgesamt auf den Alzheimer-Typus beschränken, da dies die am meisten verbreitete Form ist. Man unterscheidet zwischen verschiedenen Stadien der Demenz, wobei der Verlauf meist stufenartig passiert (Bickel 2012, S. 25, Steinmetz 2016, S. 53-54). Grob unterscheidet man zwischen einer leichten Demenz, wenn die Person noch die Fähigkeit hat, allein zurechtzukommen, einer mittleren Demenz, wenn die Person gewisse Hilfe bei der Alltagsbewältigung benötigt und einer schweren Demenz, wenn eine völlige Hilflosigkeit sowie Versorgungsbedürftigkeit rund um die Uhr besteht.

3. Interpersonale Kommunikation am Beispiel nonverbaler Kommunikation

In der Forschung gibt es mittlerweile zahlreiche Kommunikationstheorien, jedoch werde ich mich für meine Arbeit auf die nonverbale Kommunikation beschränken, da diese vor allem im Zusammenhang mit Demenz eine wesentliche Rolle einnimmt. Im Wesentlichen unterscheidet man zwischen Mimik, Gestik, Blickverhalten, Körperhaltung, Berührung, Raumverhalten, Vokalisierungen und der äußeren Erscheinung (Frindte 2001, S. 97). Die verbale Kommunikation grenzt sich dazu in Form von Sprechen oder Schreiben ab (Argyle 2013, S. 13). Nonverbale Kommunikation findet immer dann statt, wenn ein Individuum jemand anderes mithilfe eines nicht wörtlichen Signal beeinflusst, absichtlich oder nicht (Argyle 2013, S. 12). Es beschreibt also einen Ausdruck von Emotionen, wobei ein Mensch seinen Zustand signalisiert, welcher daraufhin von jemand anderem interpretiert wird, jedoch nicht unbedingt in zutreffender Weise. Argyle (2013, S. 12-13) spricht dabei von der Encodierung (Signalisierung des Zustandes) und der Decodierung (Interpretierung).

Des Weiteren unterscheidet Argyle (2013, S. 16) zwischen fünf Arten der Kommunikation. Erstens die Äußerung von Emotionen, welche hauptsächlich mithilfe von Gesichtsausdruck, Körper und Stimme von statten geht. Zweitens die Mitteilung interpersonaler Einstellungen. Drittens die Begleitung und Unterstützung von sprachlichen Äußerungen. Dies geschieht meist durch Kopfnicken, Blickkontakt, und nonverbale Lautäußerungen. Viertens die Selbstdarstellung, welche weitestgehend durch die äußerliche Erscheinung erreicht wird. Und Fünftes Rituale, welche vor allem bei Begrüßungen eine wichtige Rolle spielen. Die Bedeutung der nonverbalen Signale ist nicht immer deutlich erkennbar. So muss sie vor allem immer mit dem spezifischen gesellschaftlichen Umfeld in Verbindung gesehen werden (Argyle 2013, S. 18-19). Die Äußerung von Emotionen spielt also eine wesentliche Rolle. Hierbei werden mehrere Typen von Emotionen unterschieden (Argyle 2013, S. 97): Freude, Traurigkeit, Überraschung, Wut, Verachtung/ Ekel, Angst, Interesse, Scham, Erheiterung, Langeweile, Ungeduld, Erschöpfung, Schmerz, sexuelle Erregung und religiöse Gefühle. Die unterschiedlichen Kanäle der nonverbalen Kommunikation möchte ich im folgenden genauer erläutern.

Der **Gesichtsausdruck**: Die bereits genannten Emotionstypen können mithilfe des Gesichtsausdruckes signalisiert werden. Dabei sind einige schwerer voneinander zu unterscheiden als andere (Argyle 2013, S. 155-157, Delhees 1994, S. 148). Ein Lächeln kann als gefühlt, falsch oder auch traurig interpretiert werden. Gesichtsausdrücke müssen aber nicht unbedingt mit Emotionen verbunden sein, sondern können auch gesprächsbezogene Signale darstellen, wie etwa das Hochziehen der Augenbrauen als Zeichen der Skepsis oder des Nicht-Verstehens.

Nonverbale Vokalisierungen: Unter Vokalisierungen werden nonverbale Laute verstanden, die aneinandergereiht werden und eine Lautfolge entstehen lassen (Argyle 2013, S. 177). Diese können als verbale Äußerungen aber auch als Ausdruck von Emotionen oder interpersonalen Einstellungen verstanden werden. Es gibt zwei Gruppen von nonverbalen Vokalisierungen (Delhees 1994, S. 142). Zur ersten Gruppe gehören die Merkmale der Stimme, wie etwa die Stimmlage, Lautstärke, Geschwindigkeit, Rhythmus und Resonanz. Die zweite Gruppe kennzeichnen emotionale Ausrufe, wie Klagen, Stöhnen, Schreien, Lachen, Weinen, Pfeifen und Laute wie „Ooh" oder „Aah".

Blickverhalten: Das Blickverhalten dient vor allem dazu, die Äußerungen anderer Menschen wahrzunehmen (Argyle 2013, S. 194-196, Delhees 1994, S. 151). Aber auch die Art und Weise wie Blickkontakt hergestellt und aufrechterhalten wird oder nicht, hat die Bedeutung von Signalen. Meist wird Blickkontakt als Interesse einer anderen Person gegenüber gedeutet. Mögliche Signale im Zusammenhang mit dem Blickverhalten können durch Pupillenerweiterung, Ausdruck der Augen, Dauer der Blicke, Häufigkeit, Wechselseitigkeit, Lidschlagfrequenz und die Richtung, in die der Blick beim Beenden von Blickkontakt abgewendet wird, vermittelt werden.

Gesten und andere körperliche Bewegungen: Innerhalb der Kommunikation spielen sich meist eine Menge an körperlichen Bewegungen ab (Argyle 2013, S. 237, Hargie 2013, S. 83-85). Grundsätzlich unterscheidet man zwischen fünf Kategorien körperlicher Bewegung. Erstens die Embleme, welche als nonverbale Akte – meist mithilfe der Hände - für die es eine direkte Interpretierung gibt, verstanden werden. Zweitens die Illustratoren, welche dazu dienen, das Gesagte zu unterstreichen. Drittens die Regulatoren, welche dafür sorgen, dass der Sprecherwechsel reibungslos verläuft. Viertens die Affektdarstellungen, welche willkürlich Gefühle ausdrücken und fünftens die Adaptoren, welche während des Gespräches genutzt werden um körperliche Bedürfnisse zu stillen, wie etwa das Herumfummeln mit einem Gegenstand.

Körperhaltung: Es gibt vier Haupt-Körperhaltungen: Stehen, Sitzen, Kauern und Liegen (Argyle 2013, S. 255 – 258, Hargie 2013, S. 87). Weitere Unterschiede können zwischen der Neigung (nach vorne, nach hinten oder zur Seite), der Haltung der Arme (geöffnet, verschränkt, auf den Hüften), der Haltung des Kopfes und der Haltung der Beine festgehalten werden. Interpretiert wird die Körperhaltung entweder als entspannt, angespannt oder auch gelangweilt, interessiert. Aber auch Schmerz kann mithilfe der Körperhaltung ausgedrückt werden.

Berührung: Bei Körperkontakt werden verschiedene Rezeptoren stimuliert, die auf Berührung, Druck, Kälte, Wärme oder Schmerz reagieren (Argyle 2013, S. 267-283). Aber auch die Haut kann Signale aussenden, durch ihre Temperatur und Farbe. Berührung hat dabei zwei Haupt-Bedeutungen: Freundlichkeit und Dominanz. Aber auch Zuneigung, Beruhigung und Freundschaft sowie Sympathie können Bedeutung von Körperkontakt sein.

Äußere Erscheinung: Die körperliche Erscheinung wird oftmals mit Persönlichkeitsmerkmalen in Verbindung gebracht (Argyle 2013, S. 289). Ernährung, Bewegung und Kleidung können die körperliche Erscheinung verändern und sagen somit auch etwas, über die Person aus. Umgedreht kann die äußerliche Erscheinung also auch als Mittel zur Übertragung bestimmter Informationen genutzt werden und stellt somit auch eine Möglichkeit der Kommunikation dar.

Weitere wichtige Eigenschaften einer gelungenen Kommunikation sind das Aktive und das Empathische Zuhören (Delhees 1994, S. 239-275, Hargie 2013, S. 225-227). Dabei können die verschiedenen Mittel der nonverbalen Kommunikation genutzt werden um aktives Zuhören zu signalisieren. So spielen hier vor allem der Blickkontakt, der Gesichtsausdruck , Kopfgesten und die Körperhaltung eine zentrale Rolle. Wobei aktives Zuhören vor allem durch den Ausdruck von Interesse sowie Verständnis und durch eine Reaktion signalisiert werden kann. Verstehen, Aufpassen, Antworten und Erinnern sind die wichtigsten Prozesse beim Zuhören. Unter empathischem oder einfühlendem Zuhören versteht Delhees die Kombination aus der Fähigkeit des Sich-Hineinversetzens in die andere Person, ein wohlwollendes Interesse und entsprechende Erfahrungen um den Gesprächspartner besser einschätzen und nachvollziehen zu können. Man sollte Verständnis zeigen, Gefühle ansprechen, Nachfragen, Paraphrasieren sowie Selbstdarstellungen, Handlungsanweisungen und moralisierende Kommentare vermeiden. Die Hauptmerkmale des empathischen Zuhörens sind Akzeptanz, eine zugewandte Haltung, Reflektion, Paraphrasieren und eine zurückhaltende Wertung. Hargie definiert empathisches Zuhören als „umfassende und echte Reaktion: beruhigen, trösten, Warmherzigkeit ausdrücken und bedingungslose Zuwendung zeigen." (Hargie 2013, S. 233). Er differenziert drei Hauptelemente des empathischen Zuhörens: Aktives emotionales Engagement, Anerkennung der Rollenübernahme als Notwendigkeit und Identifikation mit dem anderen.

4. Kommunikation bei Menschen mit Demenz

Mittlerweile gibt es in der Forschung einige Befunde, dass auch in Zeiten der Demenz, ein gutes Zusammenleben und ein gewisses Wohlbefinden mithilfe einer gelungenen Kommunikation vorherrschen können (Kitwood 2013, S. 114). Das anfangs unvermeidbar scheinende „Dahinvegetieren" der Betroffenen im Spätstadium der Demenz kann mithilfe verschiedener Techniken vermieden werden. Im Folgenden möchte ich zuerst die Gründe für eine gestörte Kommunikation bei Demenz beschreiben, insbesondere die Sprachstörungen, um dann auf die

Kommunikationsstrategien einzugehen. Zunächst ist die person-zentrierte Pflege von großer Bedeutung, da diese sich auf die nonverbale Kommunikation stützt und zu einer gelungenen Kommunikation beitragen soll. In einem zweiten Schritt werde ich die weiteren Strategien am Beispiel der nonverbalen Kommunikation im Kontext der Demenz aufführen, um schlussendlich einen Überblick über die Problematik der Kommunikation bei Demenz, sowie die zahlreichen Lösungswege zu geben.

4.1 Gründe für eine gestörte Kommunikation bei Demenz

Mit dem fortschreitenden Verlauf der Krankheit, verändert sich auch zunehmend die Form und die Möglichkeiten der Kommunikation. Diese Veränderung hat mehrere Gründe. Einer dieser Gründe ist, dass sich die Persönlichkeit der betroffenen Person verändert (Kitwood 2013, S. 67). Es wurden mit dem Verlauf der Demenz auch höhere Grade an Angst, mehr Introversion und weniger Gewissenhaftigkeit festgestellt. Familienangehörige und Freunde von demenzerkrankten Personen beschreiben oft Persönlichkeitsveränderungen, beispielsweise, dass jemand, der immer freundlich und freudig war, auf einmal verärgert und eifersüchtig ist. Die Ursache für Kommunikationsstörungen kann auch beim Betreuer liegen (Döbele & Schmidt 2014, S. 29). Man sollte also immer auch das eigene Verhalten hinterfragen und analysieren. Mögliche Fragen die man sich hierbei stellen kann sind zum Beispiel: Habe ich mich undeutlich ausgedrückt? Habe ich mich verständlich formuliert? Habe ich zu laut oder zu leise gesprochen? Gab es zu viel Ablenkung? Die Beantwortung dieser Fragen kann zu einer angemessenen Interaktion beitragen sowie einem gelungenen Umgang mit Menschen mit Demenz. Weitere hilfreiche Faktoren können das Benutzen der Muttersprache oder auch eines Dialektes, eine bewusste Wortwahl und ein angepasstes Sprachtempo sowie eine angepasste Lautstärke.

Sucharowski (2014, S. 201-215) fasst die Gründe für eine gescheiterte Kommunikation bei Demenz als Verlust gemeinsamer Erinnerungsräume, kommunikative Fehleinschätzungen und fehlende Bewältigungsstrategien zusammen. Der Verlust gemeinsamer Erinnerungsräume beschreibt die Situation, in der, der eine Partner Signale in einem, für ihn üblichen Kontext, interpretiert, obwohl diese Referenz für den anderen Gesprächspartner aufgrund der Demenz nicht mehr rekonstruierbar ist. Die Rekonstruktion der Erinnerung wird von beiden differenziert betrachtet. Kommunikative Fehleinschätzungen entstehen meist dadurch, dass der Betroffene Dinge nicht mehr verstehen kann oder auch Schuldzuweisungen aufgrund der demenzbedingten Persönlichkeitsänderungen macht. Fehlende Bewältigungsstrategien führen zu einer gestörten Kommunikation, da bei Demenz oftmals Veränderungen geschehen und Anpassungsbedarf besteht.

So muss auch innerhalb der Kommunikation, wenn der erste Versuch scheitert, eine weitere Möglichkeit gefunden werden. Dies fällt vielen Betreuern jedoch nicht leicht. Die Demenz beeinträchtigt also die Gewohnheiten und die Alltagsroutinen gehen verloren, woraus Schwierigkeiten in der Kommunikation entstehen.

Auch die abnehmende Fähigkeit des Verstehens bei Demenz beeinflussen den Kommunikationsprozess auf negative Weise (Sachweh 2008, S. 43-50). Allerdings sind bezüglich des Verstehens große individuelle Unterschiede zu verzeichnen. Die größten Schwierigkeiten bestehen bei Pronomen – auch wenn sie diese selbst vermehrt gebrauchen - , Witzen, indirekte Ausdrucksweisen, umgangssprachliche Redewendungen, Sprichwörter und Doppelbedeutungen. Grundsätzlich gilt Abstraktes und Komplexes zu vermeiden. Auch bei Fragen gilt es hauptsächlich die Ja-nein-Fragen zu benutzen, da diese grammatisch und inhaltlich am wenigsten Anforderungen stellen. Auf die sprachlichen Störungen bei Demenz, werde ich im folgenden Kapital genauer eingehen.

4.2 Sprachliche Störungen bei Demenz

Die ersten Störungen der Sprache bei einer Alzheimer-Demenz fallen bereits im Vor- und Frühstadium auf (Schmidtke & Otto in: Wallesch & Förstl 2012, S. 212). Meist werden diese als Wortfindungsstörungen deutlich und sind anfangs noch wenig auffällig, da es vor allem bei selten gebrauchten Wörtern vorkommt sowie durch Umschreibungen oder auch Vermeidungen kompensiert werden kann. Von einer Wortfindungsstörung spricht man, wen jemandem plötzlich in mitten eines Satzes die Wörter nicht mehr einfallen (Sachweh 2008, S. 19-22). Der Zugriff auf den passenden Begriff ist gestört. Im Anfangsstadium der Demenz ist der Wortschatz verschwunden, jedoch nicht die Idee, der Gedanke dahinter. Die Wortfindung funktioniert am besten, wenn es um emotional berührende oder interessante Themen geht sowie bei oft gebrauchten Wörtern und Ausdrucksweisen des Alltags. Aber auch die Tagesform, der Grad der Müdigkeit und die Konzentrationsfähigkeit sowie innere und äußere Reize können die Häufigkeit von Wortfindungsstörungen beeinflussen.

Mit zunehmendem Verlauf der Demenz treten die Wortfindungsstörungen häufiger auf und es kommt zu einem Unverständnis auf Seiten des Betreuers, welches aber auch für den Betroffenen sehr belastend sein kann (Döbele & Schmidt 2014, S. 35). Des Weiteren kommt es bei einer Demenz zu einer Benennstörung, welche mit zunehmendem Verlauf immer auffälliger wird (Wallesch & Förstl 2012, S. 213). Im späten Stadium kommt es zu einer sehr inhaltsarmen Sprache, die durch Wortfindungsstörungen sowie unpräzise und wenig informative Aussagen gekennzeichnet ist.

Dem Betroffenen fällt es schwer gezielte Fragen zu verstehen und darauf zu antworten, weicht oftmals vom Thema ab (Danebenreden) und verwendet häufig unübliche Ausdrucksweisen. Später treten dann noch vermehrt Satzabbrüche, Syntaxfehler, Lautverwechslungen und eine Sprachverständnisstörung auf. In schlimmeren Fällen ist die Sprache nur noch bruchstückhaft oder es ist überhaupt keine verbale Kommunikation mehr möglich. Diese vielleicht endgültige Beeinträchtigung des Kommunikationsvermögens erklärt sich durch die Störungen auf der Ebene des Denkens, des Erinnerns und des Verstehens sowie durch eine Störung des Arbeits- und Kurzzeitgedächtnisses. Lange Sätze können nicht mehr verstanden werden, woraus folgt, dass man möglichst kurze und konkrete Sätze in der Interaktion mit einer Person mit Demenz anwenden soll.

Weiter Kommunikationsprobleme im Zusammenhang mit der Sprache bei Demenz sind die ständige Wiederholung der gleichen Fragen, Probleme ein Gespräch zu beginnen sowie aufrechtzuerhalten, Probleme einem Gespräch zu folgen, Probleme sich an Namen, Orte sowie Objekte zu erinnern, häufige unpassende Änderung des Gesprächsthemas oder, dass in der Hälfte des Satzes bereits der Anfang des Satzes vergessen wird (Powell 2002, S. 20). Die Betroffenen versuchen anfangs die Beeinträchtigung zu überspielen indem sie das Thema wechseln oder auch einfach das Gesagte wiederholen um den Eindruck zu erwecken ein ganz normaler Gesprächsteilnehmer zu sein (Sachweh 2008, S. 22-23). Im schlimmsten Fall wird das Gespräch aus Frustration abgebrochen. Manche gehen aber auch offener damit um, und bitten um mehr Zeit und Geduld. Weitere spontane Strategien von demenzerkrankten Menschen,um sich trotz den Sprachproblemen ausdrücken zu können sind die Körpersprache, Umschreibungen, inhaltsleere Ersatzwörter, inhaltlich verwandte Wörter, lautlich ähnliche Wörter und auch selbst erfundene Wörter (Sachweh 2008, S. 24-31). Dinge werden wieder in ihre Hauptkategorien zusammengefasst und so kommt es vor, dass eine Person mit Demenz Katze sagt, obwohl sie Hund meint. Eine Ente repräsentiert auf einmal alles was fliegt oder eine Patientin sucht ihre Nase, obwohl sie eigentlich die damit assoziierten Taschentücher sucht. Selbst erfundene Wörter werden meist aus bestehenden sprachlichen Elementen gebildet, wie etwa das „Müsliwasser" statt Milch, oder der „Salzhalter" statt Salzstreuer. Vieles was demenzerkrankte Menschen kommunizieren erscheint uns oftmals sinnlos und unverständlich, obwohl eigentlich alles einen rekonstruierbaren Sinn hat. Meist ist der für uns scheinende Ausdruck von Desorientierung eigentlich ein Anzeichen für Klarheit.

4.3 Kommunikationsstrategien

In der Forschung gibt es mittlerweile zahlreiche Befunde zu Praktiken der Kommunikation bei Menschen mit Demenz. Die Möglichkeiten zu einer gelungenen Kommunikation sind äußerst vielfältig. Zu erst möchte ich mich dem person-zentrierten Ansatz von Tom Kitwood widmen. Dieser spielt in der Forschung eine zentrale Rolle im Zusammenhang mit Kommunikation bei Demenz. Inhalt des person-zentrierten Ansatzes ist es, das Wohlbefinden von Menschen mit Demenz auf ein Höchstmaß zu verbessern (Strunk-Richter 2012, S. 53, Steinmetz 2016, S. 55-56). Dieser Ansatz steht im Gegensatz zu der bisherigen Negativ-Sicht, welche vor allem in Einrichtungen der Langzeitpflege üblich war. Der person-zentrierte Ansatz ist optimistisch und die Begleitung von Menschen mit Demenz gilt als gesellschaftlich wichtig und erhebend. Ausgangslage ist dabei, dass es zahlreiche Wege gibt, um Menschen mit Demenz dabei zu unterstützen, ein genießbares Leben trotz der kognitiven Beeinträchtigungen zu führen. „Auffälligem Verhalten" werden persönliches Leid oder andere unbefriedigte Bedürfnisse zugeordnet. Die Art und Weise der Pflege und Betreuung steht im Vordergrund. Zur person-zentrierten Pflege gehört unter anderem eine gute positive Interaktion. „Interaktion bedeutet nicht nur das Reagieren auf Signale, sondern das Erfassen von Bedeutungen, die von anderen übermittelt werden. Es beinhaltet Reflexion, Antizipation, Erwartung und Kreativität" (Kitwood 2013, S. 155). Die Betroffenen müssen immer als Person gesehen werden und dementsprechend behandelt werden, auch wenn man erkennt, dass kognitive Beeinträchtigungen mitberücksichtigt werden müssen. Jede Interaktion stärkt das Bewusstsein für die eigene Person auf andere Weise, indem sie ein positives Gefühl verstärkt, eine Fähigkeit fördert oder dabei hilft, Trost zu spenden (Kitwood 2013, S. 158). Kitwood führt zwölf verschiedene Arten von positiver Interaktion mit Menschen mit einer Demenz auf (Kitwood 2013, S. 159-163, 209-213).

Anerkennen: Das Anerkennen, kann bereits durch das Grüßen einer Person, achtsames Zuhören über einen längeren Zeitraum oder den direkten Blickkontakt erreicht werden. Die Betreuungsperson ist dem Betroffenen gegenüber offen, frei von Tendenzen des Stereotypisierens und begegnet ihm in seiner Einzigartigkeit.

Verhandeln: Menschen mit Demenz sollen nach ihren Interessen, Wünschen und Bedürfnissen gefragt werden und die Betreuungsperson soll keine vorgefertigten Annahmen darüberstellen.

Zusammenarbeiten: Es soll im Alltag, zum Beispiel bei der Pflege, dem Ankleiden, dem Gang zur Toilette zusammengearbeitet werden und die eigene Initiative und Fähigkeiten des Betroffenen sollen beteiligt sind. Es soll bewusst auf jede Form des Drängens oder Zwangs verzichtet werden.

Spielen, sensorische Stimulation, Feiern und Entspannen: Die Betreuungsperson ist frei, ohne jegliche Hemmungen und offen für Freude.

Validation: Emotionen und Gefühle werden anerkannt und es wird Empathie aufgebaut.

Halten: Der Begleiter soll einen sicheren Raum bieten sowie den Betroffenen körperlich halten und präsent sein, um Emotionen zu tolerieren.

Erleichtern: Es soll die Teilnahme an der Schaffung von Bedeutung und Handlung ermöglicht werden.

Schöpferisch sein: Der Betroffen stellt spontan seine Fähigkeiten oder soziale Fertigkeiten dar, wie etwa durch Singen oder Tanzen. Diese Handlung soll anerkannt und nicht ignoriert werden.

Geben: Die Person mit Demenz bringt Zuneigung, Mitgefühl oder Dankbarkeit zum Ausdruck, möchte jemandem helfen oder macht jemandem eine Freude. Dieses Geben soll angenommen und auch anerkannt werden.

Insgesamt gilt es dem Betroffenen mit Empathie gegenüber zu stehen. Kitwood versteht unter Empathie „ein Verständnis für das zu haben, was eine Person unter Umständen erlebt und wie das Leben – von ihrem Bezugsrahmen aus betrachtet – sein könnte" (Kitwood 2013, S. 223). Hierbei betont er, dass es nicht bedeutet, zu fühlen, was jemand anderes fühlt, da dies aufgrund der Unterschiedlichkeit der Menschen nie möglich sein wird. Es beinhaltet den Versuch, die verbalen und nonverbalen Signale einer Person mit Demenz zu verstehen. Eine erste Aufgabe der Demenzpflege liegt also darin, positive Interaktion entstehen zu lassen. Eine zweite Aufgabe liegt darin, die Betroffen auch in Zukunft dieser Interaktion zu befähigen (Kitwood 2013, S. 169). In diesem Zusammenhang soll man versuchen zu Erkennen, wann die betroffene Person eine Handlung versucht und entsprechend reagieren. Der Pflegende soll Empathie einsetzen und ein Gefühl für die Wahrnehmung des Menschen mit Demenz bekommen sowie die angewandten Definitionen des Betroffenen für bestimmte Situationen zu verstehen. Diese Definition soll dann nicht korrigiert werden, sondern vielmehr mit Bedeutung gefüllt werden. Weitere Beispiele sind das vom Betroffenen zum Ausdruck gebrachte Bedürfnis würdigen und darauf reagieren, sowie Geborgenheit und emotionalen Schutz bieten.

Die person-zentrierte Pflege stellt eine der wesentlichen Techniken für eine Stabilisierung, Aufrechterhaltung oder sogar Verbesserung der Kommunikationsfähigkeiten bei Demenz dar. Kitwood (2013, S. 118) geht davon aus, dass bei 5 bis 10% aller Fälle deutliche Verbesserungen zu erwarten sind, wenn die Pflegequalität und die gegenwärtigen Standards dem Konzept der person-zentrierten Pflege entsprechen.

Kitwoods Arbeiten werden jedoch in der Forschung auch kritisiert. Davis (2004 in: Bartholomeyzcic & Halek 2014, S. 25) kritisiert den pseudo-wissenschaftlichen Rahmen, in dem Kitwood sich bewege, da er die Vorstellung eines von allen Makeln befreitem Sterbeprozess vertreten würde. Mit der Theorie, dass Änderungen in Kommunikation und Beziehung von Menschen mit Demenz auch das Erleben von Demenz verändern, weist Davis darauf hin, dass von der eigentlichen Anforderung des Betreuers abgelenkt wird. Auch, dass Kitwoods Hypothese weder bewiesen, noch widerlegt werden konnte, sieht Davis als sehr kritisch an. So sieht er auch problematisch, dass für die Betreuer in Folge einer nicht gelungenen Interaktion, Schuld und Verzweiflung das Ergebnis sind. Capstick (2003 in: Bartholomeyzcic & Halek 2014, S. 25-26) beklagt, dass viele der „personbezogenen" Forschungsansätze sich meist nicht auf empirische Forschung stützten. McCormack (2004 in: Bartholomeyzcic & Halek 2014, S: 26) stellt auch fest, dass es bisher wenige wissenschaftliche Studien über personzentrierte Praxis und deren Vorteile gibt und dass, die Betreuer sich für ein humanes Pflege- und Betreuungskonzept engagieren müssen. Er sieht den Fokus mehr auf dem Individuum als auf der Theorie und dem Modell personzentrierter Pflege.

Des Weiteren spielt die nonverbale Kommunikation in der Demenzpflege und -betreuung eine entscheidende Rolle (Döbele & Schmidt 2014, S. 31). Mimik und Gestik spielen dabei die größte Rolle, aber auch Berührungen und Symbole.

Die **Mimik** wird meist als Medium zur Gefühlsinterpretation benutzt. Der Betroffene sendet mithilfe seines Gesichtsausdruck meist unbewusst, welche Emotionen er erlebt (Döbele & Schmidt 2014, S. 31). Im Spätstadium der Demenz kann jedoch auch die Mimik gestört sein. So kann es vorkommen, dass in Alltagssituationen der Eindruck von Starre und Maskenhaftigkeit entstehen kann (Sachweh 2008, S. 99-101). Meistens sind der Ausdruck von Traurigkeit oder Angst, Grimassen-Schneiden oder das Verziehen des Mundes, Zusammenkneifen der Lippen, starrer Blick, schnelles Zwinkern der Augen, Stirnfalten und das Runzeln der Augenbrauen ein Zeichen von Schmerz. Die Fähigkeit Gesichtsausdrücke zu erfassen und Emotionen darin unterscheiden zu können bleibt auch bei einer Demenz weitestgehend erhalten (Sachweh 2008, S. 86). Lediglich bei massiv gestörter Verarbeitung optischer Reize, kann es zu Fehlinterpretationen kommen. Vor allem zwischen Freude und Trauer, Kontaktbereitschaft und Abgewandtheit wird unterschieden.

Anfängliche Verluste der Sprachfunktion können noch mithilfe der **Gestik** kompensiert werden, allerdings wird auch diese Fähigkeit im weiteren Verlauf der Demenz zunehmend beeinträchtigt (Döbele & Schmidt 2014, S. 31-32). Die Gesten werden zunehmend langsamer und verlieren an Klarheit (Sachweh 2008, S. 104-105). Sie werden einfacher, verlieren immer mehr an erkennbarem Bezug und somit wird auch das Verständnis der Gesten immer schwieriger.

Das Verwenden von Zeigegesten bleibt am längsten vorhanden. Auch darstellende Gesten können noch produziert werden. Jedoch symbolische sowie abstrakte Gesten werden deutlich seltener verwendet. Auffällig ist auch, dass Demenz-Betroffene biografisch verankerte Gesten häufig fast schon zwanghaft wiederholen müssen, wie beispielsweise das ständige Zerknüllen und Wieder-Glattstreichen von Servietten. Außerdem kann die Gestik in einem späteren Stadium als Ausdruck von Schmerz genutzt werden und sollte immer beobachtet werden. Das Deuten der Gestik des anderen Gesprächspartners fällt Menschen mit Demenz anfangs noch leicht, allerdings mit zunehmendem Verlauf der Demenz immer schwerer (Sachweh 2008, S. 89). Man sollte darauf achten, dass die eigenen Gesten nicht als bedrohlich missverstanden werden.

Im späteren Verlauf der Demenz nimmt auch die Herstellung von **Blickkontakt** deutlich ab (Sachweh 2008, S. 101-102). Meist ist der Blick dann zur Seite, ins Weite oder auf den Boden gerichtet. Grundsätzlich gilt trotzdem, dass Blickkontakt Interesse und ein Wegschauen Desinteresse signalisiert. Flackernde Augen, schnelle Blickbewegungen und erweiterte Pupillen sind meist ein Ausdruck von Agitation.

Auch die **Stimme** verändert sich im Verlauf der Demenz (Sachweh 2008, S. 103-104). Sie wird meist monotoner, ruhiger und leiser. Es werden trotzdem auch immer Gefühle mithilfe der Klangstimme ausgedrückt. Auch gesungene Lieder können Aufschluss über die Gefühlslage und Befindlichkeiten geben. Aber auch die Menschen mit Demenz nehmen unsere Stimmlage wahr (Sachweh 2008, S. 87). Sie sind besonders sensibel für jedes Anzeichen von Kritik, Vorwurf oder „Genervtsein". Gleichzeitig kann die Stimmlage Wohlbefinden und Sicherheit vermitteln.

Die **Körperhaltung** der betroffenen Personen gibt nicht nur Ausschluss über ihr Alter und eventuell körperliche Krankheiten, sondern auch über die Emotionen und Befindlichkeiten (Sachweh 2008, S. 108-110). Eine aufrechte Haltung bedeutet Wachheit und ein guter körperlicher Zustand, während eine starre Körperhaltung eher auf Aufregung, Angst oder gehemmte Agitertheit deutet. Ein zugewandter und vorgebeugte Oberkörper kann als Wunsch der Kommunikation verstanden werden. Die Abwendung des Körpers signalisiert Desinteresse, Abneigung oder auch Ekel. Wenn Demenz-Betroffene nicht stillsitzen können oder ständig herumzappeln, kann dies ein Zeichen für Unruhe oder auch die Notwendigkeit eines Toilettengangs sein.Vor allem eine insgesamt gekrümmte Haltung oder eine sogenannte Schonhaltung, bei der bestimmte Körperteile nicht mehr bewegt werden, sind meistens Ausdruck von körperlichem Schmerz (Döbele & Schmidt 2014, S.32). Demenzkranke Menschen achten auch auf unsere Körperhaltung, wobei sie vor allem auf Anzeichen von Anspannung, Stress oder Ärger achten (Sachweh 2008, S. 95).

Ein weiteres wichtiges Element der nonverbalen Kommunikation sind **Berührungen** (Döbele & Schmidt 2014, S. 35, Sachweh 2008, S. 94). Man muss jedoch immer bedenken, dass diese für beide Interaktionspartner sowohl angenehm als auch unangenehm sein können. Deswegen dürfen Berührungen niemals unvorhersehbar oder unangekündigt passieren. Die Person mit Demenz kann ihren Ansprechpartner oftmals nicht direkt einordnen und sich bei einer spontanen Berührung bedroht fühlen sowie abwehrend oder aggressiv reagieren. Man muss also immer beobachten, ob die Berührung als angenehm oder nicht empfunden wird. Es gibt auch einige, die den Körperkontakt in jeder Phase der Demenz komplett ablehnen. Meistens werden diese jedoch als beruhigend, tröstlich und als ein Gefühl der Sicherheit vermittelnd empfunden und können somit auch therapeutisch eingesetzt werden. Üblich sind Hand- oder Fußmassagen. Speziell bei Personen mit eingeschränkter Sinneswahrnehmung, kann dies die Sinneserfahrung wieder anregen. Menschen mit Demenz versuchen mithilfe von Berührungen Aufmerksamkeit auf sich zu lenken, Vertrauen zu signalisieren, den Wunsch nach Kommunikation zu äußern, sich oder andere zu beruhigen, ihre Umwelt wahrzunehmen und ein Bedürfnis nach körperlicher Nähe zu signalisieren (Sachweh 2008, S. 105). Der Wunsch nach körperlichen Berührungen wird mit zunehmendem Verlauf der Demenz größer.

Aber auch mithilfe von Symbolen können Informationen leichter ausgetauscht werden (Döbele & Schmidt 2014, S. 32-34). Diese können vor allem in der Bewältigung des Alltags hilfreich sein, so beispielsweise kleine Zettelchen mit Bildern von Gläsern und Wasser und der Aufschrift: „Trinken nicht vergessen!" können helfen, den Betroffenen an die Flüssigkeitszufuhr zu erinnern, ohne direkt mit ihm zu kommunizieren und ihn immer wieder verbal dazu auffordern zu müssen. Vor allem die Symbole sind hierbei von Bedeutung, da meistens auch die Fähigkeit des Lesens zunehmend verloren geht. Auch der Weg zur Toilette kann geschildert sein. Ein Hinweis hierauf oder der Gang zum Schild, kann dann schon ausreichend sein, damit der Betroffene versteht, was von ihm erwartet wird. Auch Fotos an Zimmertüren können die räumliche Orientierung erleichtern. Sachweh (2008, S. 52-57) betont außerdem, dass man sicherstellen, soll, dass der Betroffene das ihm Übermittelte auch versteht. Sprachbegleitende Gesten, Betonung der wichtigsten Wörter und eine rhythmische Aussprache der Äußerungen können Menschen mit Demenz das Verstehen erleichtern. Ebenso das häufigere Wiederholen von Informationen, die wir normalerweise als gegeben voraussetzen. Es sollten einfach strukturierte und leicht zu verarbeitende Informationen übermittelt werden sowie eine direkte und konkrete Ausdrucksweise und eine angepasste Lautstärke benutzt werden.

Weitere Ansätze zur Optimierung der Gesprächsführung bei Menschen mit Demenz werden von Döbele & Schmidt (2014, S. 28) aufgegriffen. Der Demenzbegleiter soll in der Interaktion möglichst sachlich bleiben, verständlich reden, aufmerksam zuhören und analysieren sowie Gefühle direkt ansprechen, Absichten und Ziele erklären und überzeugend argumentieren. Es ist also wichtig, die Körpersprache des Menschen mit Demenz zu beachten und diese zu analysieren um diese mit der Zeit immer besser verstehen zu können (Strunk-Richter 2012, S. 61-62). Im folgenden muss versucht werden, das Übermittelte zu interpretieren und zu verstehen. Diese Einschätzung soll überprüft werden indem man die betroffene Person rückfragt, wobei offene Fragen grundsätzlich vermieden werden sollen. Symbolische Handlungen müssen auch als solche angesehen und akzeptiert werden und sollten nicht hinterfragt werden. Insgesamt muss allerdings auch immer eine Anpassung an bestimmte Situationen und an die individuellen Kommunikationsfähigkeiten der zu betreuenden Person erfolgen (Döbele & Schmidt 2014, S. 28). Des Weiteren sollen aufgrund der kognitiven Defizite, kurze Sätze formuliert sowie langsam und deutlich gesprochen werden. Man soll die betroffene Person auf keinen Fall „verkindlichen", nicht anschreien, Sätze nicht unnötig kompliziert formulieren und keinen Anschein an Desinteresse zeigen. Bereits bei der Kontaktaufnahme gilt es, den Menschen mit Demenz immer von vorne anzusprechen und Blickkontakt herzustellen (Strunk-Richter 2012, S. 61-62). Wenn nötig, soll man dabei auch in de Knie gehen oder sich Hinsetzen. Man soll einen offenen Eindruck sowie Aufmerksamkeit und Interesse vermitteln. Man soll der Person auch Zeit lassen, ihren Ansprechpartner wahrzunehmen und einzuordnen, bevor man weiter spricht. Kommunikation und Interaktion mit Menschen mit Demenz sollen immer ganz bewusst stattfinden. Sucharowski (2014, S. 209-212) geht weiter noch auf die Bedeutung des sprachlichen Begleitens des Handelns ein. Wenn man also beispielsweise der betroffenen Person helfen möchte sich hinzusetzen, sollte man davor dies auch erwähnen, und auch das Sitzen und den Stuhl sprachlich miteinbeziehen.

5. Fazit und Ausblick

„Demenz wird sowohl für die Betroffenen als auch für die ihnen Nahestehenden immer einen zutiefst tragischen Aspekt haben. Es besteht jedoch ein enormer Unterschied zwischen einer Tragödie, an der Menschen aktiv beteiligt und moralisch engagiert sind, und einer blinden und hoffnungslosen Unterwerfung unter das Schicksal." (Kitwood 2013, S. 126). Zusammenfassend kann man sagen, dass Kommunikation mit Menschen mit Demenz sich zwar als problematisch erweist, jedoch optimierbar ist und trotz Sprachstörungen, eine gelungene Kommunikation und somit auch eine gewisse Lebenszufriedenheit erreichbar sind.

Der Kommunikationsstil der Betroffenen wird durch den demenziellen Abbau und die damit einhergehende Persönlichkeitsveränderungen sowie sprachlichen Störungen beeinflusst. Die verbalen Fähigkeiten von Menschen mit Demenz sind meist stärker von den kognitiven Abbauprozessen betroffen, als die nonverbalen (Sachweh 2008, S. 95-98). Demenzerkrankte gestalten ihre Begegnungen häufiger nonverbal, als ihre geistig gesunden Altersgenossen. Im weit fortgeschrittenen Stadium der Demenz treten manche der Betroffenen fast ausschließlich nonverbal mit ihrer Umwelt in Kontakt. Somit kann man die nonverbale Kommunikation als die wichtigste Körpersprache bei Demenz ansehen. Diese ist sehr vielfältig und die Schwierigkeit besteht vor allem in der Interpretation und Deutung des Ausgedrückten. Der sprachliche Umgang mit Menschen mit Demenz zeichnet sich insgesamt durch Geduld, Offenheit, Freundlichkeit, aktives Zuhören und Zugewandtheit aus. Es kommt des öfteren zu einem Verlust des roten Fadens während eines Gesprächs, die Antworten passen nicht immer zur Frage und der Betroffene benötigt mehr Zeit zum Nachdenken. Wenige Informationen, eine langsame und deutliche Formulierung sowie Gefühlsbetonung, keine Wertungen und das sich auf den Betroffenen Einlassen kennzeichnen eine adäquate Sprache im Umgang mit Menschen mit Demenz. Eine gelungene Kommunikation ist also auch bei Demenz erreichbar. Kommunikation spielt eine wesentliche Rolle in der Pflege und Betreuung von Menschen mit Demenz. Leider sind die Ergebnisse der Effektivität solcher Kommunikationsstrategien noch nicht ausgereift und man findet viele verschiedene Ansätze hierzu in der Forschung. Für die Zukunft, besteht also noch Bedarf an Effizienzstudien, sowie dem Versuch eines Überblicks der verschiedenen Kommunikationspraktiken.

6. Selbstreflexion

Ich denke, dass dieses Thema in der Betreuung und Pflege von Menschen mit Demenz eine sehr wichtige Rolle spielt und noch weiter hervorgehoben werden sollte. Entsprechend meinem gewählten Studienfach, Gerontologie, interessiere ich mich insbesondere für die Demenz. Ich sehe Demenz als extrem wichtige Thematik und zugleich Problematik in unserer Gesellschaft an. Bereits vor meinem Studienbeginn, habe ich mit dementen älteren Menschen in einer Tagesstätte zusammengearbeitet und auch mein Praktikum, im Rahmen des Bachelors, habe ich in einem Demenzhaus vollbracht. Hier habe ich viele Eindrücke sammeln können. Auch meine eigenen Erfahrungen aufgrund von bekannten Betroffenen haben bei mir großes Interesse ausgelöst.

Vor allem während des Praktikums ist mir immer wieder aufgefallen, dass es oftmals nicht am theoretischen Wissen oder sonstigen Gründen im Alltag scheitert, sondern an einer nicht gelungenen Kommunikation. Die Betreuer fühlen sich häufig nicht verstanden, und verstehen gleichzeitig auch nicht die Äußerungen des Betroffenen oder haben Schwierigkeiten diese zu deuten. Meistens folgt daraus, dass die Betreuer nicht total auf die Bedürfnisse der Betroffenen eingehen können und diese unzufrieden sind. Daraus entsteht meist ein Teufelskreis und für die Begleiter, wie auch für de Betroffenen wird die Demenz zunehmend belastender. Trotzdem habe ich auch die andere Seite gesehen und bin der Meinung, dass durch die richtigen Kommunikationsstrategien auch Menschen mit Demenz ein freudiges, unterhaltsames und zufriedenes Leben führen können, um dann auch mit innerer Ruhe sterben zu können. Dabei habe ich mich gefragt, wie diese Strategien genau aussehen und welche Befunde es dazu bereits in der Forschung gibt. Da ich beabsichtige, nach meinem Studium, eine Tätigkeit im Zusammenhang mit Demenz zu beginnen, hatte ich durch diese Hausarbeit die Möglichkeit, sehr viel Informationen und Erkenntnisse für die Zukunft mitzunehmen. Ich denke auch, dass dieses theoretische Wissen eine gute Grundlage für die praktische Arbeit sein wird. Dir Grundregeln der Kommunikation werde ich jetzt besser anwenden können. Außerdem habe ich gelernt, mehr darauf zu achten, sich die Zeit zu nehmen den Kommunikationsstil des Betroffenen individuell zu analysieren und versuchen zu verstehen, um die individuellen Bedürfnisse besser deuten zu können sowie, darauf eingehen zu können. Meines Erachtens spielt das Wohlbefinden die zentrale Rolle in der Pflege und Betreuung von Menschen mit Demenz und wird vor allem durch eine gelungene Kommunikation erreicht.

Literaturverzeichnis:

Astrid Steinmetz 2016: Nonverbale Interaktion mit demenzkranken und palliativen Patienten. Kommunikation ohne Worte – KoW. Springer Fachmedien: Wiesbaden.

Claus-Werner Wallesch, Hans Förstl (Hrsg.) 2012: Demenzen. 2. aktualisiere und überarbeitet Auflage. Georg Thieme Verlag: Stuttgart.

Heike Strunk-Richter 2012: Die Kunst der Pflege von Menschen mit Demez. Den Funken des Lebens leuchten lassen. Deutschsprachige Ausgabe. Verlag Hans Huber: Bern.

Horst Bickel 2012: Epidemiologie und Gesundheitsökonomie. In: Claus-Werner Wallesch, Hans Förstl 2012: Demenzen. 2. aktualisiere und überarbeitet Auflage. Georg Thieme Verlag: Stuttgart. S. 18-35.

Jennie Powell 2002: Hilfen zur Kommunikation mit Menschen mit Demenz. Kuratorium deutsche Altershilfe: Köln.

Karl H. Delhees 1994: Soziale Kommunikation. Psychologische Grundlagen für das Miteinander in der modernen Gesellschaft. Westdeutscher Verlag: Opladen.

Klaus Schmidtke, Markus Otto 2012: Alzheimer-Demenz. In: Claus-Werner Wallesch, Hans Förstl 2012: Demenzen. 2. aktualisiere und überarbeitet Auflage. Georg Thieme Verlag: Stuttgart. S. 203-227.

Kitwood, Tom (2013): Demenz. Der person-zentrierte Ansatz im Umgang mit verwirrten Menschen. Deutschsprachige Ausgabe herausgegeben von Müller-Hergl, Christian. 6., überarbeitete und erweiterte Auflage. Verlag Hans Huber: Bern.

Martina Döbele, Simone Schmidt 2014: Demenzbegleiter für Betroffene und Angehörige. Informationen und Hilfen für den Alltag. Springer-Verlag: Berlin, Heidelberg.

Michael Argyle 2013: Körpersprache und Kommunikation. Nonverbaler Ausdruck und Soziale Interaktion. 10. Überarbeitete Neuauflage. Junfermann Verlag: Paderborn.

Owen Hargie 2013: Die Kunst der Kommunikation. Forschung – Theorie – Praxis. Verlag Hans Huber: Bern.

Rainer Thomas Schaub, Harald Jürgen Freyberger 2012: Diagnostik und Klassifikation. In: Claus-Werner Wallesch, Hans Förstl 2012: Demenzen. 2. aktualisiere und überarbeitet Auflage. Georg Thieme Verlag: Stuttgart. S. 87-112.

Sabine Bartholomeyczic, Margareta Halek (Hrsg.) 2014: Demenzforschung. Das Erleben und die Versorgung von Menschen mit Demenz erforschen. Deutschsprachige Ausgabe. Verlag Hans Huber: Bern.

Svenja Sachweh 2008: Spurenlesen im Sprachendschungel. Kommunikation und Verständigung mit demenzkranken Menschen. Verlag Hans Huber: Bern.

Thomas Gasser, Walter Maetzler 2012: Molekulargenetik und Neurobiologie neurodegenerativer Demenzen. In: Claus-Werner Wallesch, Hans Förstl 2012: Demenzen. 2. aktualisiere und überarbeitet Auflage. Georg Thieme Verlag: Stuttgart. S.36-51.

Thomas Jahn, Katja Werheid 2015: Demenzen. Hogrefe Verlag: Göttingen.

Wolfgang Frindte (2001): Einführung in die Kommunikationspsychologie. Beltz Verlag: Weinheim, Basel.

Wolfgang Sucharowski 2014: Demenz und das Scheitern der Kommunikation im Alltag. In: Michael Coors, Martina Kumlehn (Hrsg.) 2014: Lebensqualität im Alter. Gerontologische und ethische Perspektiven auf Alter und Demenz. Verlag W. Kohlhammer: Stuttgart.